NOTICE

SUR

LE VOMISSEMENT

DANS LES PRINCIPAUX

QUADRUPÈDES DOMESTIQUES.

Ouvrages du même auteur qui se trouvent à la même librairie.

TRAITÉ D'ANATOMIE VÉTÉRINAIRE, 4e édition revue. Paris, 1841, 2 vol. in-8°. . . . 12 fr. et 15 fr. *franc de port.*

TRAITÉ DES HERNIES INGUINALES dans le cheval et autres monodactyles. Paris, 1827, in-4° avec 7 grandes planches. 15 fr. et 16 fr. *franc de port.*

— Le même ouvrage in-4°, avec planches cart. séparément, en 1 vol. grand in-folio. . . . . 17 fr.

TRAITÉ DU PIED, considéré dans les animaux domestiques, 3e édit. augm. Paris, 1836, in-8°, fig. 6 fr. et 7 fr. 50 c.

NOTICE SUR L'ÉPIZOOTIE qui règne sur le gros bétail. Paris, 1817, in-8°. . . . . 1 fr. et 1 fr. 25 c.

MÉMOIRE SUR LE CLAVEAU et sur les avantages de son inoculation; 2e édition revue et augmentée. Paris, 1818, in-8°. 1 fr. 25 et 1 fr. 50 c.

TRAITÉ DE L'AGE DU CHEVAL; 3e édition augmentée de l'âge du bœuf, du mouton, du chien et du cochon. Paris, 1 volume in-8°, fig. . . . . 3 fr. 50 et 4 fr. 50 c.

IMPRIMERIE BOUCHARD-HUZARD,
rue de l'Éperon, 7.

NOTICE

SUR

LE VOMISSEMENT

DANS LES PRINCIPAUX

QUADRUPÈDES DOMESTIQUES;

PAR J. GIRARD.

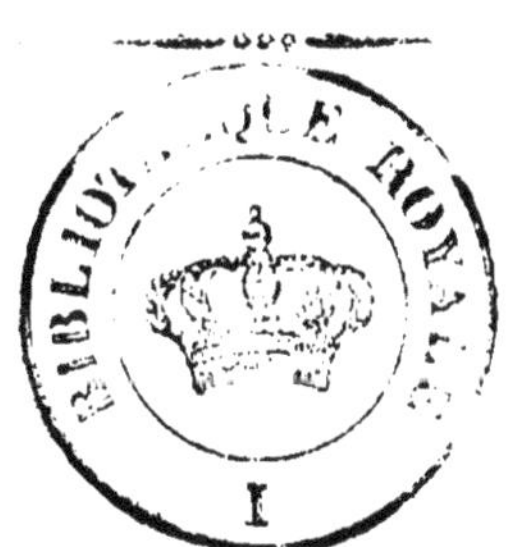

PARIS,
LIBRAIRIE BOUCHARD-HUZARD,
RUE DE L'ÉPERON, N° 7.

1841.

NOTICE

SUR

LE VOMISSEMENT

DANS LES PRINCIPAUX

QUADRUPÈDES DOMESTIQUES.

Considéré dans tous les quadrupèdes domestiques, le vomissement devient un vaste sujet de physiologie pathologique, sujet important et que nous ne pouvions omettre sans laisser subsister une lacune marquée dans la quatrième réimpression de l'anatomie vétérinaire. Déjà, en 1810, nous avons traité du vomissement dans un mémoire particulier, lu à l'Institut le 10 février de la même année et imprimé à la suite de la deuxième édition de notre anatomie. La notice que nous donnons aujourd'hui reproduira les documents consignés dans ce mémoire; elle résumera en même temps les observations nombreuses recueillies et publiées sur cet objet.

§ Ier. *Du vomissement dans le chien et dans le porc.*

Comme les causes et les phénomènes du vomissement dans ces animaux sont les mêmes que chez l'homme; considérant, d'un autre côté, que ces points de physiologie ont été éclaircis par une multitude d'expériences, nous nous bornerons, dans ce premier article, à quelques remarques particulières, concernant les organes digestifs susceptibles de coopérer au vomissement.

Ainsi l'estomac des quadrupèdes dont il est question pose antérieurement contre le diaphragme, inférieurement sur les muscles abdominaux, et se trouve conséquemment sous l'influence de ces deux agents; ses parois membraneuses ont une épaisseur à peu près égale partout; son ouverture cardiaque, infundibuliforme et située à l'extrémité de la petite courbure, ne présente pas cette espèce d'anneau qui se fait remarquer au cardia des herbivores monogastriques; enfin le voile du palais, court et très-mobile, permet aux substances repoussées de l'estomac de sortir par la gueule.

Si l'on compare l'estomac du chien avec celui du porc, on trouve des différences non-seulement dans la forme des viscères, mais encore dans leur structure et leur position particulières. Le ventricule du carnivore, généralement court et très-évasé du côté gauche, d'où il va, en se rétrécissant, jusqu'au pylore, constitue une poche pyramidale, appuyée immédiatement sur les parois inférieures de l'abdomen; l'orifice œsophagien, situé dans le milieu de la partie évasée, forme, dans son état de dilatation, une grande ouverture infundibuliforme dont les parois minces doivent permettre la continuité des mouvements antipéristaltiques, de même que la sortie des substances repoussées dans l'œsophage.

L'estomac du porc, moins pyramidal, mais plus allongé que celui du chien, ne touche qu'en partie les parois inférieures de l'abdomen; il porte à l'extrémité gauche de la grande courbure un prolongement conoïde, sorte d'appendice terminé en pointe arrondie. Les parois ventriculaires de l'animal omnivore sont un peu plus fortes dans le sac gauche que dans le sac droit; elles sont aussi plus épaisses autour du cardia, où l'on distingue des lames fibreuses superposées : cette ouverture cardiaque réside dans la petite courbure, à droite et contre l'appendice pyramidal, et ne se dilate pas autant que dans le chien.

D'après ce court aperçu, le vomissement chez les tétradactyles semblerait dépendre de trois circonstances : 1° de la position du ventricule entre le diaphragme et les muscles abdominaux ; 2° de la structure particulière de ce réservoir, dont les parois membraneuses paraissent se prêter à la propagation du mouvement antipéristaltique développé dans l'organe; 3° enfin au mode d'insertion de l'œsophage, qui ne présente aucun obstacle au passage des substances poussées vers l'ouverture cardiaque par le même mouvement antipéristaltique. M. Magendie a démontré, par une série d'expériences variées sur des chiens, que les véritables agents du vomissement sont, d'une part, le diaphragme, et de l'autre les muscles abdominaux. Selon le même physiologiste, l'estomac serait à peu près passif dans la production de l'acte.

Il n'est donc pas étonnant que le chien, dont le ventricule se trouve placé entre ces deux puissances musculaires, soit, de tous les quadrupèdes domestiques, celui qui vomit et le plus fréquemment et le plus facilement. Parfois cette opération semble s'effectuer chez lui naturellement et dépendre, jusqu'à un certain point, de sa volonté. Ainsi une chienne nourrice, éloignée de ses petits, mais connaissant le lieu où ils sont déposés, se hâte de prendre la nourriture qu'on lui donne ou qu'elle rencontre; dès qu'elle a achevé son repas, elle court auprès de ses jeunes nourrissons et leur dégorge les substances ingérées dans son estomac (1). Il est probable que les animaux carnassiers, comme la louve, jouissent de la même faculté que la chienne pour élever

(1) Étant professeur à l'école vétérinaire d'Alfort, j'y possédais une chienne braque, surnommée *Vénus*, qui me fournit un exemple remarquable de ce genre de vomissement; cette chienne, à laquelle j'avais laissé deux nourrissons provenant de la même portée, fut privée de ses petits au bout d'un certain temps d'allaitement. Les jeunes animaux furent transportés de l'école d'Alfort à Maisons (distance de deux myriamètres), et déposés chez MM. d'Hu-

leurs petits, jusqu'à ce que ceux-ci puissent suivre leur mère partout, manger en même temps qu'elle ou bien se procurer par eux-mêmes leur nourriture.

Le porc domestique, dont l'estomac ne pose qu'incomplétement sur les parois inférieures de l'abdomen, vomit bien moins souvent que le chien, et il éprouve beaucoup plus de peine à exécuter le vomissement. Après le rejet des matières par la gueule, l'animal est plus ou moins abattu, et il ne récupère son état habituel qu'après un certain temps de repos.

§ II. *Du vomissement chez les monogastriques herbivores.*

L'inaptitude bien connue du cheval à faire remonter par l'œsophage les substances contenues dans l'estomac et à les rejeter au dehors a fait le sujet de nombreuses controverses, et la question ne paraît pas encore complétement résolue. Les uns ont attribué la cause de cette inaptitude à la longueur considérable de l'œsophage, qui ne trouverait pas assez de points d'appui pour prendre les subs-

galy, auxquels ils étaient destinés; la chienne suivit le transport de ses petits, et connaissait parfaitement l'habitation de MM. d'Hugaly. Aussitôt que cette bête avait pris son repas à l'école d'Alfort, elle courait à Maisons et employait tous les moyens pour arriver jusqu'à ses petits, devant lesquels elle rendait ses aliments. Ces allées et venues durèrent assez longtemps; la chienne revenait exactement au domicile de son maître, où elle était bien choyée et bien nourrie.

tances et les ramener dans la bouche; d'autres ont cru reconnaître que la force de l'os hyoïde et la compression qu'il exerce sur le pharynx étaient les véritables obstacles au retour des aliments de l'estomac à la bouche. Il en est qui ont admis l'existence d'une valvule située à l'ouverture cardiaque du ventricule et obstruant la sortie des substances. Quelques autres enfin, tels que Lamorier, chirurgien à Montpellier, ont avancé que l'impuissance dans laquelle sont les chevaux de vomir dépend 1° de l'enfoncement de l'estomac sous l'intestin colon, position qui le tient éloigné des muscles abdominaux et l'abrite d'autant de l'action de ces puissances musculaires; 2° de la faiblesse du diaphragme chez ces quadrupèdes. Notre intention n'est pas de discuter chacune de ces opinions, il nous suffira de les avoir indiquées, et nous passons de suite à la considération des parties susceptibles de former obstacle à l'exécution du vomissement.

Le cheval a un estomac très-petit en proportion de la masse de son corps. Au lieu de présenter une forme conique comme celui du chien, ce réservoir est à peu près aussi gros dans sa partie droite que dans sa partie gauche. Court, très-courbé sur lui-même et placé profondément sous les piliers du diaphragme, il se trouve séparé des parois inférieures de l'abdomen par les grosses courbures de la portion repliée du colon. On remarque aussi qu'il est attaché dans l'abdomen d'une manière moins fixe que chez les omnivores, et qu'il se déplace chaque fois qu'il prend du volume ou qu'il diminue de capacité.

Les différences les plus importantes de l'estomac des monodactyles, comparé à celui du chien et du porc, résident dans sa structure et surtout dans la disposition particulière de son ouverture cardiaque. Les parois ventriculaires chez les monogastriques herbivores sont plus épaisses que dans les carnivores et omnivores; elles ont aussi plus de force dans le sac gauche que dans le sac droit.

A l'article de la description de l'œsophage, nous avons fait connaître les changements que subit ce canal alimentaire à partir de la crosse de l'aorte postérieure; nous avons démontré comment il s'insère dans le ventricule et ce qu'il devient. Nous ne rappellerons pas ici les détails dans lesquels nous sommes entré sur chacun de ces points; nous dirons seulement que l'ouverture cardiaque, produite par la terminaison de l'œsophage, réside dans la concavité de la petite courbure du ventricule. En palpant les parois d'un estomac frais et nouvellement détaché, l'on s'aperçoit que l'ouverture dont il s'agit offre une épaisseur considérable et qu'elle semble circonscrite par une sorte de bourrelet. Pour bien saisir la disposition et l'arrangement des tissus constituants de ce bourrelet, il faut commencer par retourner le viscère et procéder à la dissection des parties, en allant de la face interne à la face externe, c'est-à-dire de dedans en dehors.

La membrane muqueuse, qui se présente la première à l'examen, est blanche, ridée et ne laisse distinguer d'autre particularité qu'une forte adhérence avec la membrane superposée. En enlevant tout le tissu cellulaire sus-muqueux, on met à découvert deux couches de faisceaux charnus parfaitement distinctes. La première de ces couches, celle qui se trouve appliquée par-dessus la muqueuse, représente une cravate passée autour du col, mais sans être croisée par devant. La partie moyenne et semi-circulaire de cette bande ou couche embrasse tout le cardia, à l'exception du côté qui correspond à la petite courbure du viscère. Ses branches, l'une antérieure et l'autre postérieure, s'étendent de gauche à droite sur les parois ventriculaires et bordent les côtés de la petite courbure. Autour du cardia les faisceaux fibreux sont rassemblés en tas et composent en grande partie le bourrelet; en se continuant pour former les branches, ces faisceaux s'écartent insensiblement les uns des autres et se portent en divergeant vers le sac droit. Si l'on écarte avec un peu de soin les faisceaux, tant antérieurs que postérieurs, qui côtoient la petite courbure, on aperçoit la deuxième couche, la plus externe, recouverte par la séreuse; et l'on voit que ses faisceaux, disposés circulairement autour du cardia, tiennent une direction tout à fait inverse de celle des fibres de la couche interne et se contournent conséquemment de droite à gauche pour aller se disperser dans les parois du sac gauche. Toutefois la lame externe ne présente pas autour du cardia cette épaisseur si remarquable de la lame interne, à laquelle elle est unie par un tissu cellulaire extensible, quoique peu abondant. En résumé, la membrane charnue qui, de l'œsophage, se continue à l'estomac fournit au cardia deux couches, sortes de cravates superposées en sens inverse de l'une à l'autre; et ces cravates, agissant suivant la direction de leurs fibres, étranglent l'orifice œsophagien en le serrant de droite à gauche et de gauche à droite, de telle manière qu'elles en opèrent plus sûrement et plus fortement la constriction.

Si nous avons insisté sur la structure organique qui précède, c'est que nous la considérons comme la cause principale de l'inaptitude des monodactyles au vomissement. Cette inaptitude à laquelle participe sûrement le mode d'insertion de l'œsophage dans le ventricule, ainsi que la forme et la position de l'estomac lui-même, n'est pas tellement rigoureuse que les animaux ne puissent jamais vomir.

Des faits nombreux attestent que les aliments renfermés dans l'estomac du cheval remontent parfois dans l'œsophage et sont rejetés au dehors, presque toujours par les naseaux. Le vomissement est, à la vérité, rare, et il constitue, quand il a lieu, une sorte de phénomène sur lequel nous avons, l'un des premiers, fixé l'attention des vétérinaires praticiens.

D'après les observations nombreuses consignées tant dans notre mémoire de 1810 que dans les journaux de médecine vétérinaire et autres ouvrages imprimés, nous croyons devoir être fondé à reconnaître, chez les herbivores monogastriques, deux sortes de vomissements, l'un que nous désignerons sous le nom de *régurgitatif* et l'autre que nous nommerons morbide (1).

1° Vomissement régurgitatif.

Ce premier mode d'évacuation, appelé régurgitatif en raison de son analogie avec la régurgitation chez l'homme, débarrasse l'estomac d'un surcroît d'aliments qui le gênait. Son exécution plus ou moins pénible est toujours le résultat d'une contraction combinée des parois ventriculaires, des muscles abdominaux et du diaphragme. L'estomac irrité, fatigué par la surcharge de certaines substances, fait effort sur lui-même, appelle à son secours les puissances musculaires précédentes; et ces organes, venant à agir simultanément sur le contenu, en forcent une partie à s'échapper par l'ouverture cardiaque qui cède le passage, mais revient promptement dans son état normal.

Pour effectuer l'acte dont il est question, l'animal se roidit sur ses quatre membres, courbe le dos en contre-haut, pousse parfois des soupirs ou bien des cris aigus, et reste quelques instants en cet état de souffrance; il fait ensuite une forte inspiration qu'il retient, allonge l'encolure, et, dans le même moment, les muscles abdominaux et diaphragmatiques se contractant avec énergie, les matières remontent avec vitesse et sont rejetées au dehors par les naseaux, quelquefois par la bouche en même temps.

(1) Morbide, dérivé de *morbidus*, qui tient de la maladie, en est un des résultats. On dit *phénomène morbide*, *état morbide*.

Dans quelques cas, ces diverses actions sont simultanées, et le vomissement est, pour ainsi dire, instantané; d'autres fois elles sont moins promptes et laissent entre elles quelques intervalles sensibles, plus ou moins longs.

Il est des cas où le vomissement régurgitatif n'est qu'un accident passager, qui se termine en très-peu de temps et ne se renouvelle qu'autant que la cause occasionnelle viendrait elle-même à se reproduire. D'autres fois il devient persistant pendant un certain temps, ne se remontre qu'à certaines époques, ou par accès irréguliers, ou bien par suite d'habitude vicieuse. Dans le premier cas, l'estomac, surchargé de certains aliments appétissants et pris en excès, tels que des herbes vertes et tendres, l'orge et l'avoine en grain, le son, etc., se dégorge d'une manière subite, en une ou plusieurs secousses successives ou peu éloignées les unes des autres, et reprend, après ces déjections, son état naturel. La première observation relatée dans notre mémoire de 1810 peut donner une juste idée de ce genre de régurgitation. M. Miquel, vétérinaire à Béziers, en rapporte deux exemples (1), auxquels il convient d'ajouter le fait recueilli par M. Lionnet sur une jument, le 12 juin 1819 (2). Nous devons aussi à la complaisance de M. Bouley, membre de l'Académie royale de médecine, un fait de même nature que les trois précédents et dont le récit suit : « Le 14 juillet 1827, on me présenta,

(1) *Journal pratique de médecine vétérinaire*, ann. 1826, p. 206.
(2) *Nouvelle bibliothèque médicale*, année 1823, p. 454.

« dit M. Bouley, un cheval appartenant à un entre-
« preneur de pavage, et qui était atteint de violentes
« coliques, après avoir mangé une trop grande quan-
« tité d'avoine. L'animal, fortement météorisé et cou-
« vert de sueur, me parut dans un état grave ; je me
« disposais à lui pratiquer une saignée, lorsque je le
« vis se roidir et parvenir, après de violents efforts,
« à rendre par les naseaux une grande quantité de
« matières chymeuses. Ce vomissement se répéta
« plusieurs fois en ma présence dans l'espace d'une
« demi-heure et procura un soulagement très-
« marqué. Bientôt la météorisation cessa, et, au bout
« d'une à deux heures, le cheval se trouva, à ma
« grande surprise, hors de tout danger et presque
« complétement revenu à la santé. »

Un second genre de vomissement comprend les régurgitations déterminées par l'ingestion, dans l'estomac, de certains aliments ou de certains liquides devenus accidentellement irritants. Ainsi feu Damoiseau vétérinaire dit avoir vu deux chevaux flamands qui avaient coutume de vomir après avoir mangé une ration ordinaire de son, si on les faisait travailler aussitôt après le repas (1). M. Miquel, de Béziers, cite le fait d'une mule bien constituée, qui rejetait habituellement l'eau froide avec laquelle on l'abreuvait (2).

Un troisième genre de vomissement régurgitatif

(1) *Correspondance sur les animaux domestiques;* par Fromage de Feugré, année 1811, t. III, p. 220.

(2) *Journal pratique de médecine vétérinaire*, 1826, p. 228.

a lieu par accès irréguliers, qui se reproduisent à différents intervalles et sans nulle cause déterminée. Ces sortes de dégorgement fatiguent d'autant plus les animaux que les déjections par le haut sont plus fréquentes. Les exemples les plus saillants de ce troisième genre de vomissement sont dus à M. Dandrieu, vétérinaire à Lavardac (1), et Colomb, vétérinaire à Virieu (2).

Une observation fort intéressante et rapportée par M. Berthe, vétérinaire à Épernay, semble démontrer un quatrième genre de vomissement régurgitatif; et ce vomissement se manifeste chez certains chevaux tiqueurs sur la mangeoire, qui, en s'efforforçant de tiquer, amènent de fréquentes éructations et finissent par obtenir quelques régurgitations (3).

2° Vomissement morbide.

Le vomissement morbide est constamment le symptôme d'une altération profonde, grave et presque toujours mortelle; parmi les causes susceptibles de le produire, nous indiquerons 1° les hernies étranglées, 2° les invaginations intestinales, 3° certaines entérites aiguës, enfin certaines indigestions. Dans ces diverses circonstances, les douleurs vives doivent exciter et entretenir une tension spéciale, une contractilité convulsive dans les voies digestives, surtout dans l'estomac, qui finit par tomber dans un

(1) *Recueil de médecine vétérinaire*, 1832, p. 443.
(2) *Recueil de médecine vétérinaire*, 1835, p. 417.
(3) *Journal pratique de médecine vétérinaire*, 1827, p. 293.

état de laxité et de paralysie voisin de l'atonie et précurseur ordinaire de la mort. Cet état de relâchement, qui présente une certaine analogie avec la flaccidité cadavérique, étant une fois établi, le cardia ne fait plus de résistance; il livre passage aux fluides aussi bien qu'aux solides, qui sont poussés par l'action des muscles abdominaux. Lorsque la laxité est parvenue à un certain degré, une légère contraction des parois abdominales suffit pour effectuer le vomissement; il est même des cas où l'on peut le déterminer en soulevant avec les mains la surface inférieure de l'abdomen. La deuxième observation relatée dans notre mémoire de 1810 confirme cette dernière remarque.

A l'ouverture des animaux morts, après des accès de vomissement morbide, on distingue d'abord les lésions qui appartiennent à la maladie primitive, essentielle; on passe ensuite à l'examen de l'estomac et de l'extrémité gastrique de l'œsophage, et l'on constate l'état de ces parties, communément flasques, sans ressorts et plus ou moins ramollies. Lorsqu'il y a eu rupture du ventricule, la lésion se fait remarquer le plus ordinairement à la grande courbure, parce qu'en se contractant l'estomac se resserre sur lui-même de bas en haut et du côté de la petite courbure. La rupture peut être complète ou incomplète. Dans le premier cas il y aura épanchement, dans l'abdomen, d'une certaine quantité de substances chymeuses; si la déchirure est incomplète, la membrane muqueuse fera hernie à travers la charnue et la séreuse rupturées.

Il est constant que le cheval qui éprouve des vomissements peut avoir en même temps l'estomac crevé. A quelle époque précise de la maladie primitive s'effectue la rupture du viscère? Cette rupture doit-elle être considérée comme antérieure au vomissement ou seulement comme un phénomène concomitant? Telles sont les questions qu'il importe d'examiner et sur lesquelles nous émettrons notre manière de voir.

Lafosse, le premier, a avancé que le vomissement signale la rupture de l'estomac et qu'il en est une conséquence, un signe pathognomonique. Cette opinion a prévalu longtemps parmi les vétérinaires. Des observations ultérieures ayant constaté que certains animaux vomissent sans laisser apercevoir, aprés leur mort, nulle déchirure à l'estomac, l'assertion de Lafosse a perdu tout crédit et a été complétement abandonnée.

Quelques vétérinaires répugnent à admettre que le vomissement puisse s'effectuer pendant que l'estomac est déchiré; il nous semble cependant possible de rendre raison de cette circonstance. Si la rupture de l'estomac peut s'établir subitement, comme nous le dirons plus loin, elle ne se forme le plus souvent que d'une manière lente et progressive. Dans ce dernier cas, l'accident se borne pour quelque temps à une petite ouverture d'abord incomplète; en considérant ensuite que l'épiploon répandu sur toute la grande courbure de l'estomac et le contact des viscères voisins peuvent boucher plus ou moins complétement cette ouverture première, l'on concevra la possibilité de cette concomitance, dont la durée doit cesser dès que la déchirure a acquis une certaine étendue.

La rupture des parois ventriculaires, qui complique l'affection primitive et la rend mortelle, hâte la disposition des parties à la paralysie, ou fait naître cette disposition si elle n'existait pas déjà. Dès que l'atonie ou mort des organes est complète, les douleurs cessent aussitôt et font place à un calme trompeur, avant-coureur de l'extinction de la vie. L'expérience journalière prouve que la cessation subite des douleurs excessives qu'éprouve l'animal n'est autre que l'annonce de la mort.

La lésion dont il est question ne s'annonce par aucun signe extérieur capable de la faire reconnaître ou seulement présumer; d'après sa gravité, elle ne doit précéder que de peu de temps la mort du cheval. Il est même des circonstances où la rupture ne s'opère qu'au moment où le malade, n'ayant plus de force, se laisse tomber pour ne plus se relever, et cela arrive surtout lorsque le ventre est ballonné et que l'animal se laisse choir tout d'une pièce. Dans ce cas, le déchirement du ventricule offre une grande étendue, et il y a épanchement considérable de substances chymeuses.

La correspondance de Fromage de Feugré sur les animaux domestiques renferme beaucoup de faits de vomissement avec ou sans déchirures de l'estomac (1). MM. Lionnet (2), Berthe (3), et Renault,

(1) *Correspondance sur les animaux domestiques*, tome III.
(2) *Nouvelle bibliothèque médicale*, année 1823, p. 206 et suiv.
(3) *Journal pratique de médecine vétérinaire*, 1827, p. 294.

directeur actuel de l'école royale vétérinaire d'Alfort (1), ont aussi payé chacun leur tribut, en ce qui concerne le même sujet.

Aux faits que nous venons d'indiquer, nous ajouterons deux observations intéressantes, qui nous ont été communiquées par notre ami M. Bouley, et dont une présente un exemple de vomissement avec rupture incomplète de l'estomac. Dans la soirée du 15 février 1828, un gros cheval de voiture fut affecté tout à coup de violentes coliques, et l'on appela de suite M. Bouley pour lui donner les secours nécessaires. « Je trouvai, dit ce vétérinaire, l'animal dans un tel état d'anxiété et de tourments, qu'il ne pouvait conserver pendant quelques secondes la même position. Il grattait continuellement du pied, se couchait et se relevait sans cesse, regardait son ventre, cherchait à le mordre et semblait par là indiquer le siége de ses souffrances. Ses flancs étaient tendus et ballonnés, son corps couvert de sueur, et son pouls peu développé, légèrement accéléré. J'augurai que les coliques dépendaient d'une indigestion, et je prescrivis un traitement combiné d'après ce diagnostic. Revenu le 16 matin chez le propriétaire du malade, j'appris du palefrenier qui soignait l'animal que depuis environ deux heures ce cheval ne se tourmentait plus, mais que de temps à autre il faisait de violents efforts et rendait des matières alimentaires par les na-

(1) *Recueil de médecine vétérinaire*, 1828, p. 352.

« seaux. Ce rapport me détermina à considérer « avec attention le malade, que je vis effectivement « vomir à plusieurs reprises : les substances expul- « sées au dehors étaient liquides, verdâtres, mé- « langées de grains d'avoine, et elles exhalaient « une odeur acide, produite sans doute par leur « séjour dans le ventricule. Peu de temps après ces « évacuations, le cheval tomba sur la litière et « rendit le dernier soupir.

« L'ouverture faite deux heures après la mort « laissa voir les membranes séreuses et charnues « rupturées à la grande courbure de l'estomac, « dans une étendue d'environ vingt-quatre centi- « mètres ; la muqueuse se prolongeait à travers « cette déchirure et formait *jabot* ou poche, con- « tenant des matières. »

La deuxième observation de M. Bouley a été fournie par un cheval entier, de grosse voiture, et qui, de même que le précédent, se trouvait atteint de coliques d'indigestion. L'animal, conduit chez M. Bouley, vers huit heures du matin, fut soumis de suite à un traitement rationnel. Sur les deux heures de l'après-midi, le cheval paraissait plus calme et moins souffrant : pendant cet état de tranquillité, il survint tout à coup de violents efforts ; l'animal contracta fortement les muscles abdominaux, allongea l'encolure et rendit par les naseaux une grande quantité de substances chymeuses, verdâtres et acides. Ce phénomène se répéta plusieurs fois, et sans amélioration sensible dans l'état du malade ; l'animal, épuisé par les douleurs, se laissa tomber sur la litière, où il expira après s'être débattu pendant quelques minutes.

L'autopsie, faite douze heures après la mort, montra l'estomac déchiré à sa grande courbure, dans une étendue de plus de trois décimètres, les matières alimentaires répandues en abondance dans l'abdomen ; une grande partie de substances fibreuses étaient retenues et enlacées dans l'épiploon, déchiré en différents endroits : les autres lésions consistaient seulement en quelques points inflammatoires disséminés sur le péritoine. Il est à regretter que M. Bouley ait omis de constater l'état des bords de la rupture, qui pouvait indiquer si la lésion était toute récente, ou si elle datait d'un peu de temps.

§ III. *Du vomissement dans les ruminants.*

Les animaux ruminants se trouvent dans les mêmes conditions que les solipèdes, en ce qui concerne le vomissement. Nous avons démontré que les causes de l'inaptitude à cet acte, chez les monodactyles, doivent être attribuées à la structure et à la position de leur estomac, ainsi qu'au mode de terminaison de leur œsophage. Les mêmes organes des ruminants ne présentent nulle disposition particulière, d'après laquelle on puisse expliquer la raison pourquoi ces quadrupèdes sont, de même que les monogastriques herbivores, impropres au vomissement.

Les quatre estomacs des ruminants, le *rumen*, le *réseau*, le *feuillet* et la *caillette*, sont continus et attachés l'un à l'autre de telle sorte, qu'ils composent une masse de poches situées entre le diaphragme et les muscles abdominaux. Le premier de ces réservoirs, le plus vaste, occupant à lui seul les trois quarts de la cavité abdominale, est divisé intérieurement, par deux forts piliers, en deux principaux compartiments ou sacs, l'un droit et l'autre gauche. Le dernier, le plus grand, est aussi le plus remarquable, parce qu'il porte les deux ouvertures, l'entrée et la sortie du ventricule. Ces ouvertures résident à l'extrémité antérieure du même sac gauche et sont situées l'une au-dessus de l'autre. La supérieure est l'orifice cardiaque, et l'inférieure, bien plus grande, fait communiquer la panse avec le réseau. Nous renvoyons, pour les détails anatomiques, au mémoire sur la rumination; nous nous bornerons à rappeler ici les changements qu'éprouvent le cardia et la gouttière œsophagienne, suivant la position de l'encolure et de la tête de l'animal. Les expériences faites sur le cadavre et consignées dans notre mémoire de 1810 prouvent que l'ouverture cardiaque se dilate progressivement et à mesure que l'œsophage est allongé, tiré en avant. Lorsque, par suite de l'extension de l'encolure, le canal est arrivé à un certain degré de déplacement en avant, l'ouverture cardiaque présente alors une excavation profonde, infundibuliforme. Pendant la manœuvre précédente, la gouttière œsophagienne se redresse, s'allonge et se dessine de plus en plus par l'effet du rapprochement de ses deux lèvres l'une de l'autre. L'encolure étant ramenée à l'état de flexion, l'orifice œsophagien revient sur lui-même; il se relâche, s'avance dans la cavité ventriculaire et se referme complétement. C'est alors que l'on voit se former une sorte de valvule entre l'insertion du canal et la gouttière relâchée. Une nouvelle extension de l'encolure rétablit l'état primitif: au fur et à mesure que l'œsophage est porté en avant, la valvule s'efface, la gouttière se redresse et l'ouverture cardiaque se dilate. Ces divers changements, qui se font remarquer sur le sujet mort, doivent se reproduire pendant la vie, puisque le ruminant étend constamment l'encolure, pour effectuer l'ascension du bol alimentaire et le ramener dans la bouche. Nous démontrerons plus loin qu'en allongeant fortement l'œsophage d'un bœuf on parvient à obtenir la régurgitation d'une partie de la masse alimentaire contenue dans le rumen.

Une opinion ancienne, qui a eu peu de partisans et que nous avons nous-même combattue, est de considérer la rumination comme une sorte de vomissement, sollicité d'abord par le besoin, et qui devient naturel par l'habitude. Quelques observations sembleraient confirmer les rapports établis entre ces deux opérations.

On sait que les animaux ruminants éprouvent de fréquentes éructations, surtout lorsqu'ils ont beaucoup mangé. Les gaz de ces éructations entraînent parfois des débris alimentaires; ce fait, rapporté par plusieurs vétérinaires et que nous avons eu occasion d'observer nous-même, est un fait incontestable. M. Cruzel, praticien très-recommandable, dit avoir remarqué chez des bœufs que, pendant qu'ils étaient en train de ruminer, certaines gorgées, remontant avec précipitation et éructation, étaient rejetées par la bouche, ce qui n'empêchait pas l'ascension d'un nouveau bol, qui avait lieu peu après l'expulsion des matières au dehors (1). Les faits qui précèdent semblent justifier le rapprochement que l'on a établi entre le vomissement et la rumination, mais ils ne prouvent pas l'identité de ces deux opérations. La rumination est un acte digestif, essentiellement conservateur de la santé; le vomissesement, au contraire, est une action insolite, un dérangement dans le système habituel des organes.

Les quadrupèdes ruminants sont sujets à vomir aussi bien que les monogastriques herbivores; ils vomissent à peu près dans les mêmes circonstances et sous l'influence des mêmes causes. Toutefois, le vomissement morbide est bien plus rare chez les premiers que le régurgitatif, tandis que le contraire a lieu pour les solipèdes : différence remarquable, et qui dépend de la structure des parties.

Le vomissement morbide précède assez souvent la mort des bêtes ovines, principalement de celles dont le ventre est météorisé; il annonce aussi le terme de la vie chez certaines bêtes bovines, débilitées par des indigestions putrides, qui font développer des gaz et entretiennent la tympanite.

Le vomissement morbide peut aussi être la suite du régurgitatif, qui, en se reproduisant, affaiblit les

(1) *Journal pratique de médecine vétérinaire*, 1830, p. 326.

animaux et devient chronique. Cette remarque nous a été suggérée par une vache, appartenant à une femme veuve, peu fortunée et résidant aux environs de Rambouillet. La bête dont il s'agit, ayant été conduite à la pâture sur une luzernière, fut ramenée un jour à l'étable parce qu'elle se trouvait enflée. Pendant qu'on lui prodiguait des soins, elle fit de grands efforts, se roidit sur ses quatre jambes; en allongeant l'encolure et la tête, elle parvint à rejeter par la bouche une partie de la masse d'herbe renfermée dans sa panse. Ce dégorgement lui procura du soulagement et fit aussitôt cesser tout danger de suffocation; le lendemain la vache, paraissant bien portante, fut conduite sur la même prairie; elle revint un peu empansée et vomit de nouveau. Le régime alimentaire, continué plusieurs jours de suite, donna lieu à plusieurs accès de vomissement, qui finit par devenir habituel, morbide, et continua à se montrer jusqu'à la mort de l'animal.

Quant au vomissement régurgitatif dans les ruminants, il se manifeste assez fréquemment, et a fait le sujet d'un grand nombre d'observations imprimées. Dans quelques cas, il se montre par intermittences, cesse pendant quelque temps pour se rétablir de nouveau. Ainsi M. Santin, vétérinaire à Dourgne, cite le fait d'un bœuf qui mangeait avec voracité, rendait peu après une partie des aliments avalés et se remettait ensuite à manger (1). Nous devons à

(1) Dictionnaire de M. Hurtrel d'Arboval, deuxième édition, au mot *vomissement*.

M. Cruzel, déjà cité, le récit d'un autre bœuf qui éprouvait la même régurgitation que celui de M. Santin. « Étant prévenu, dit M. Cruzel, que l'a-« nimal vomissait de temps en temps, je me rési-« gnai à rester dans l'étable jusqu'à ce qu'il fût pos-« sible de m'en assurer. Une heure après mon ar-« rivée (en août 1821), la rumination s'exécute « après avoir été précédée d'éructations profondes, « sonores et ayant une odeur pénétrante.

« Cet acte dure dix minutes, après quoi l'animal « se relève, se recule, tire sur sa chaîne, éprouve « des tremblements, rapproche les extrémités pos-« térieures du centre, tend la tête, et après une ins-« piration très-forte, il vomit environ dix litres de « matières mi-liquides et parfaitement triturées. Le « vomissement terminé, le bœuf reste un moment « debout sans faire aucun mouvement; bientôt il se « couche de nouveau et rumine. A peine avait-il « exécuté cette fonction pendant trente-cinq minu-« tes, qu'un nouvel accès de vomissement se mani-« festa, et parfaitement semblable à celui que j'a-« vais observé précédemment (1). »

Le vomissement régurgitatif, souvent précédé d'éructations profondes et sonores, comme le dit M. Cruzel, s'opère en une ou en plusieurs secousses; on peut le provoquer et parvenir à le faire développer à l'aide d'une manœuvre qui a été publiée, en 1833, dans un journal d'agriculture, et que nous croyons utile de transcrire ici. Les praticiens exer-

(1) *Journal de médecine vétérinaire pratique*, 1830, p. 322.

cés à ces sortes d'opérations commencent par se munir d'un bout de bâton de la grosseur d'un manche à balai et de la longueur d'environ six à sept décimètres; ils ont la précaution d'arrondir et de rendre bien unie l'une des extrémités de l'instrument, celle par laquelle le bâton doit être introduit dans le fond de la bouche du bœuf. Un aide vigoureux, et ayant un peu l'habitude de manier les animaux à grosses cornes, s'empare de la tête de l'animal, l'élève et l'allonge le plus possible. Cet aide se place d'abord du côté gauche de l'encolure, empoigne avec la main gauche la corne du même côté : immédiatement après, il saisit avec la main droite le bout du nez de l'animal en introduisant ses doigts dans les deux narines; puis agissant simultanément des deux mains, dont une abaisse la corne pendant que l'autre soulève le bout du nez, il renverse en quelque sorte la tête et l'étend sur l'encolure, qui se trouve également allongée. Les parties étant fortement maintenues dans cette position, l'opérateur se met en devoir de provoquer la sortie des substances qui occasionnent la tension du ventre. Il saisit à pleine main la langue de l'animal, et la tire hors de la bouche en la portant en avant et de côté. Il plonge ensuite dans la bouche le petit bâton qu'il tient de la main droite, et qu'il enfonce jusque sous le voile du palais, un peu au delà de la base de la langue. Il appuie l'extrémité de l'instrument contre cette dernière partie, qu'il s'agira de presser et d'abaisser en avant; l'autre bout du bâton doit poser contre le bourrelet calleux de la mâchoire antérieure. Ces deux appuis étant bien près, il effectue la pression pour ramener en avant et le plus possible la base de la langue, redresser et allonger en même temps l'œsophage. Après quelques minutes de cette manœuvre, qui doit se faire par petites secousses, les éructations commencent à s'établir ; elles sont d'abord légères, mais elles deviennent bientôt fortes et rapprochées ; l'opérateur doit alors avoir la précaution de se mettre de côté et de tenir sa tête penchée, afin d'éviter les bouffées gazeuses, dont l'odeur est herbeuse, acide et très-désagréable. Lorsqu'il y a surcroît d'aliments, les régurgitations de ces substances se mêlent aux éructations gazeuses, et le ventre ne tarde pas à se détendre. Pour que la manœuvre soit plus efficace et que la sortie des matières alimentaires se fasse moins attendre, il importe de préposer un aide à la compression du flanc gauche avec les deux mains, et de lui prescrire d'agir pendant que le bâton fonctionne comme il vient d'être expliqué.

L'opération qui précède, et que l'on désigne sous le nom vulgaire de *bâtonnage*, mérite toute l'attention des vétérinaires ; toutes les fois qu'elle est exécutée comme il convient, elle amène un résultat avantageux, la régurgitation ; et cette évacuation, étant un peu copieuse, soulage de suite le malade, diminue d'autant la tympanite, et prévient toute suffocation quelconque. M. Delafond, professeur à l'école vétérinaire d'Alfort, a constaté l'efficacité de cette méthode, qu'il a fait connaître à différents vétérinaires.

La manœuvre que nous venons de décrire pourrait assurément être employée pour la météorisation des bêtes ovines, avec les mêmes avantages que contre l'empansement des bêtes bovines; il suffirait seulement de substituer au petit bâton une cuiller de fer ou d'argent ou de buis. Les bergers ne connaissent pas la méthode du bâtonnage; les plus habiles parmi eux enfourchent d'abord la bête malade et la placent de manière à pouvoir lui comprimer le ventre avec les deux genoux; pendant qu'ils agissent sur l'abdomen, ils élèvent la tête de l'animal, l'allongent le plus possible, et facilitent avec les doigts les mouvements de la langue. D'autres, et c'est le plus grand nombre, confectionnent un bâillon avec des morceaux de genêt vert ou autre bois (1), placent cet instrument dans la bouche, en guise de mors, et le fixent à demeure par le moyen de deux bouts de ficelle qui sont arrêtés derrière la nuque et font l'office de têtière. La bête, ainsi bridée, mâchonne le bois et évacue, pendant le mouvement des mâchoires et de la langue, une humeur écumeuse, rend quelques rots, mais ne vomit jamais. Le bâillonnage dont il s'agit devient insuffisant, ou ne peut être que d'un faible secours lorsque la tympanite se déclare en même temps sur un grand nombre de têtes. Dans cette dernière circonstance, les bergers font courir les animaux, ou bien ils les rentrent à la bergerie, les rassemblent dans un coin du local et les font presser les uns contre les autres.

(1) Le genêt mérite la préférence, parce qu'il fournit un sel amer qui excite la salivation.

Ces moyens, assez communément employés, ne produisent que de faibles résultats ; beaucoup de bêtes rendent de la bave, même des gaz, mais la régurgitation est aussi rare que lorsque l'on a recours au bâillon. Il serait donc à désirer que le bâtonnage soit mis en usage pour combattre les tympanites des bêtes ovines ; lors même que la météorisation surviendrait sur un grand nombre d'individus à la fois, la méthode serait toujours d'un grand secours pour sauver les bêtes les plus précieuses.

FIN.

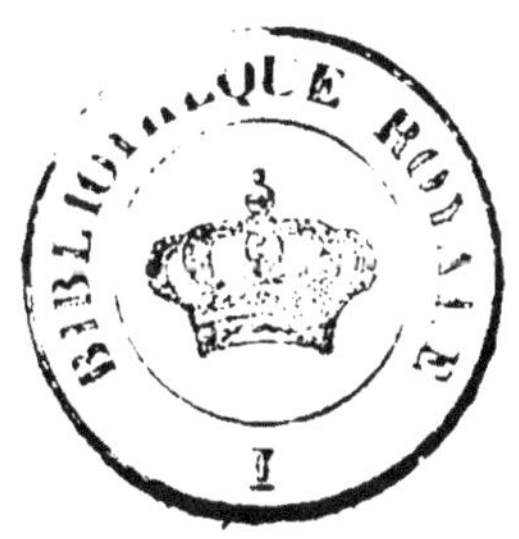

www.ingramcontent.com/pod-product-compliance
Ingram Content Group UK Ltd.
Pitfield, Milton Keynes, MK11 3LW, UK
UKHW021032260726
13994UKWH00005B/2107

9 782329 385921